AF494491

RAPPORTS

LUS

A LA SOCIÉTÉ ROYALE ET CENTRALE D'AGRICULTURE,

Dans sa Séance publique du 4 Avril 1826,

Au nom d'une Commission spéciale composée de MM. TESSIER, GIRARD, HUZARD fils, et HUZARD père, rapporteur,

SUR LES CONCOURS

Pour des Observations et des Mémoires de médecine vétérinaire pratique; pour des Mémoires sur la Cécité dans les chevaux, et sur les moyens de la prévenir ou d'y remédier.

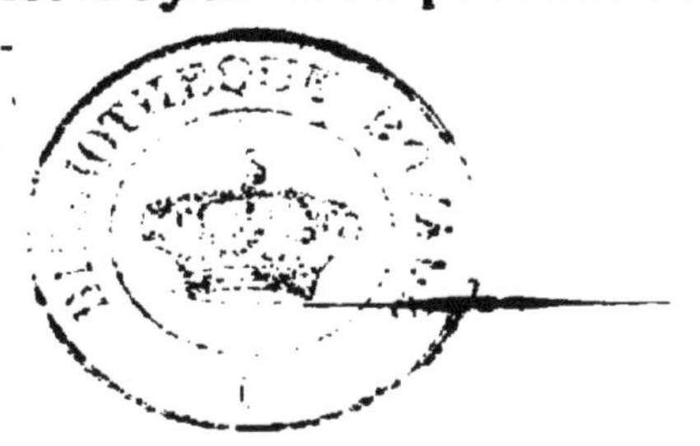

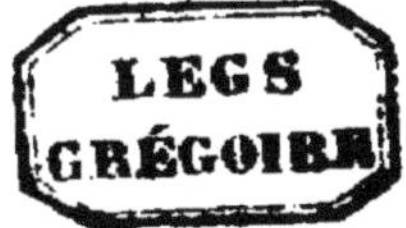

PARIS,

IMPRIMERIE DE Mme HUZARD (née VALLAT LA CHAPELLE),

Imprimeur de la Société,

Rue de l'Éperon Saint-André-des-Arts, n°. 7.

JUIN 1826.

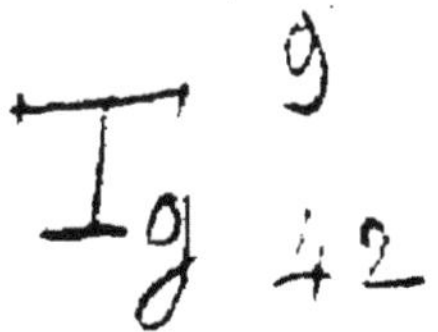

Extrait des *Mémoires de la Société royale et centrale d'Agriculture*, Année 1826.

RAPPORT

Lu à la Société royale et centrale d'Agriculture, sur le Concours pour des Mémoires et des Observations de Médecine vétérinaire pratique, dans sa séance publique du 4 avril 1826, par une Commission composée de MM. TESSIER, GIRARD, HUZARD *fils*, *et* HUZARD *père rapporteur.*

L'ÉMULATION n'a pas été moins active, cette année, pour ce concours, que les années précédentes : la Société a reçu vingt ouvrages imprimés et trente-six Mémoires ou Observations, qui lui ont été adressés par vingt-six vétérinaires et propriétaires. Quelques-uns de ces Mémoires sont très-étendus et contiennent des observations intéressantes. Les Commissaires les passeront successivement en revue et indiqueront ceux qui leur auront paru devoir être plus particulièrement cités et mériter des encouragemens. Le rapport détaillé sera imprimé à part et répandu comme à l'accoutumée; cette marche a jusqu'à présent produit de trop bons effets pour que la Société ne se fasse pas un devoir de continuer à la suivre (1).

Leurs Excellences les Ministres de l'intérieur et de la guerre ont secondé nos efforts, en faisant passer ce rapport annuellement aux vétérinaires attachés aux haras et aux corps de cavalerie ; Sa Majesté elle-même et son auguste fils ont daigné nous encourager par les faveurs qu'ils ont accordées à quelques-uns de nous, et Sa Majesté, en fixant tout récemment (1er mars) d'une manière avantageuse le sort des vétérinaires militaires, a donné une grande preuve de sa sollicitude et de l'intérêt qu'elle porte aux progrès d'une science aussi utile à l'agriculture et au commerce qu'aux armées.

I. *Ouvrages imprimés.*

Nous ne comprenons pas dans les ouvrages imprimés ceux qui ont été publiés par nos

---

(1) Voyez les Rapports des années précédentes dans les volumes que la Société publie annuellement ; ces rapports, imprimés séparément, sont adressés à tous les vétérinaires qui ont envoyé des observations et des mémoires, et se distribuent chez Madame *Huzard* (née *Vallat-la Chapelle*), imprimeur-libraire de la Société, rue de l'Éperon Saint-André-des-Arts, n°. 7.

confrères MM. *Tessier*, *Ternaux* et *Mortemart-Boissa*, sur les bêtes à longue laine et perfectionnées ; par MM. *Bonafous* et *Grognier*, sur les vers à soie ; et par M. *Huzard* fils, sur les sangsues et sur les chenilles des grains : nous nous bornons à ceux de vétérinaire pratique.

La maladie épizootique qui a régné, l'année dernière, sur les chevaux, que l'un de nous (M. *Huzard* père) a retrouvée très-active dans quelques parties des départemens de l'ouest pendant l'automne de 1825, et qui se montre encore ce printemps, a donné lieu à plusieurs instructions qui ont bien fait connaître cette maladie et en ont simplifié le traitement. Notre confrère, M. *Girard*, a publié trois éditions d'une *Notice* que Son Excellence le Ministre de l'intérieur a fait distribuer ; notre confrère, M. *Huzard* fils, a aussi publié sur la même maladie une note, qui a eu également trois éditions, et M. *Rainard*, professeur à l'École royale vétérinaire de Lyon, a adressé à la Société un Mémoire sur cette maladie, imprimé par délibération de la Société royale d'Agriculture de la même ville. Le grand nombre d'exemplaires répandus de ces instructions prouve combien elles ont été utiles aux propriétaires.

Les Écoles royales vétérinaires d'Alfort et de Lyon ont continué de tenir la Société au courant de leurs travaux, en lui faisant remettre les procès-verbaux des séances publiques de la distribution des prix aux élèves, qui contiennent en même temps le tableau des observations pratiques qu'elles ont été à portée de recueillir pendant l'année dans les hôpitaux des Écoles, et par la correspondance des vétérinaires qui en sont sortis.

Nous nous bornerons à rappeler l'ouvrage *sur la garantie et les vices redhibitoires dans le commerce des animaux domestiques*, publié par M. *Huzard* fils, et sur lequel M. *Chaussier* a fait un rapport à l'Académie royale des Sciences; M. le secrétaire-adjoint en a déjà rendu compte dans le Tableau annuel des travaux de la Société. M. *Huzard* fils a aussi communiqué l'extrait de l'ouvrage de M. *A. Louchard*, vétérinaire dans le train d'artillerie de la Garde, intitulé : *La morve est-elle contagieuse?* des *Remarques sur la tenue des bestiaux à l'étable, par l'honorable Josiah Quincy; sur l'amélioration des races de moutons; sur la forme des animaux relativement à leur amélioration, par Henri Cline* : ces trois mémoires, traduits de l'anglais, sont, ainsi que le premier extrait, insérés dans les *Annales de l'Agriculture* (1).

M. *Rodet*, vétérinaire en chef des hussards de la Garde Royale, ancien répétiteur à l'École royale vétérinaire d'Alfort, et l'un des correspondans de la Société, a publié des *Notions élémentaires de Médecine vétérinaire militaire, contenant des considérations générales sur le choix et les qualités des chevaux de troupe, leur conservation, les causes de leurs maladies, les remontes, les réformes, et le service des vétérinaires militaires*, en un volume in-douze; et ses *Recherches sur la nature de l'affection à laquelle on a donné le nom de pousse*; mémoire que la Société avait distingué dans l'une de ses précédentes séances publiques.

M. *François Toggia*, ancien professeur de vétérinaire à Turin, a adressé à la Société une observation de météorisme dans une vache, qui n'a cédé à aucun des moyens médicinaux employés et qui était occasionné par deux portions de bas de laine avalées par la vache; réunies et pour ainsi dire feutrées, elles n'ont pu franchir la panse et ont été reconnues à l'ou-

(1) Tome XXX, page 116; tome XXXII, page 183; tome XXXIII, pages 52 et 129, deuxième série.

verture de l'animal. M. *Toggia* a joint à son Mémoire une figure représentant le corps étranger (1).

Ce vétérinaire septuagénaire, qui a publié plusieurs bons ouvrages, dont la Société a plusieurs fois encouragé et récompensé les travaux, et qui entretenait avec elle une correspondance très-active et très-importante, est décédé depuis l'envoi de ce mémoire. Son fils, qui était vétérinaire au haras royal de Chivasso, en Piémont, lui a succédé dans la place de directeur vétérinaire de l'armée sarde, et paraît aussi lui avoir succédé dans son zèle pour les progrès de la science et vouloir marcher sur ses traces; il a adressé à la Société un essai théorique et pratique qu'il vient de faire imprimer, sur la gourme et sur l'utilité de l'inoculation de cette maladie dans les chevaux (2).

M. *Girou*, propriétaire à Buzareingues, dé-

---

(1) *Cenno istorico-patologico d'un meteorismo ricorrente occasionato da due pezzi di calze, rinvenuti aggomitolati nel primo stomaco d'una vacca; di* Francesco Toggia, *professore di veterinaria, membro di piu' accademie letterarie, corrispondente della Societa' medica di Bologna. Torino, dalla tipografia di* Giuseppe Pomba. 1825. in-8°. avec figures.

(2) *Sul cimurro e sull' utilità dell' innesto di questa*

partement de l'Aveyron, correspondant de la Société et du Conseil royal d'Agriculture, a publié des *Observations sur les rapports de la mère et du père avec les produits, relativement au sexe et à la ressemblance* : ces observations sont fondées sur les nombreuses expériences qu'il a faites sur ses troupeaux de bêtes à laine, ses bœufs et ses chevaux.

M. *Collaine*, ancien professeur à l'École royale vétérinaire de Milan, et correspondant de la Société, à Metz, a fait lithographier sur une feuille grand in-folio *l'âge du cheval jusqu'à la vieillesse la plus avancée* : cette lithographie est le précis d'une leçon qui fait partie du *Cours d'ippognostique* que M. *Collaine* professe depuis 1814, à l'École royale d'artillerie de Metz.

M. *Dupuy*, professeur à l'École royale vétérinaire d'Alfort, a adressé à la Société un *Journal pratique de médecine vétérinaire, consacré à l'étude des maladies sporadiques des animaux, aux épizooties et à leur thérupeutique*, dont il a commencé la publication mensuelle cette année. Ce journal est entièrement étranger à

---

malattia, saggio teorico-pratico di Francesco Toggia *figlio, direttore veterinario dell' armata di S. M. Torino, dalla tipografia di* Giuseppe Pomba. 1826. in-8°.

celui qui était rédigé par MM. *Royer-Colard* et *Girard* fils, que nous avons fait connaître dans le compte que nous avons rendu l'année dernière : c'est une augmentation de richesses ; c'est un nouveau dépôt scientifique, dans lequel les vétérinaires pourront successivement puiser et confier les fruits de leurs observations réciproques.

M. *Robert-Fauvet*, vétérinaire à Sorésina, dans le royaume lombardo-vénitien, qui entretient annuellement avec la Société une correspondance suivie, lui a adressé un essai théorico-pratique, sur l'exanthème connu sous le nom de *chancre volant* (*zoppina*), qui a régné épizootiquement sur l'espèce bovine l'année dernière dans plusieurs provinces de la Lombardie (1).

M. *Grognier*, professeur à l'École royale vétérinaire de Lyon, et aussi correspondant de la Société, lui a fait remettre un *Rapport à M. le baron de Chaulieu*, *préfet de la Loire*,

---

(1) *Della zoppina e cancro volante, ossia cenni teorico-pratici sull' esantema epizootico regnante di* Roberto Fauvet *gia' ripetitore di clinica nell' I. R. scuola veterinaria di Milano ora medico veterinario in Soresina. Milano, da* Gio. Costa, *successore* Malatesta. 1825. in-8°.

sur une maladie du bétail à cornes de ce département, qu'il croit enzootique, et qu'il regarde, d'après les ouvertures d'animaux, comme une pneumo-gastrite; il a prescrit les moyens curatifs et préservatifs qui lui ont paru convenables, et M. le préfet a fait imprimer ce rapport dans le *Recueil des actes administratifs du département*, ainsi que l'arrêté qu'il a pris pour l'exécution des mesures qui y sont indiquées.

La nourriture des animaux domestiques est trop intimement liée à la science vétérinaire pratique, pour que nous omettions de citer ici la nouvelle édition du *Traité des prairies artificielles, de* feu H. Gilbert, professeur à l'École royale vétérinaire d'Alfort et membre de la Société. Cet ouvrage, couronné en 1787 par la Société royale d'Agriculture de Paris, vient d'être publié, pour la sixième fois, par les soins de M. *Huzard* fils; cette édition est augmentée de notes par M. *A. Yvart*, qui a remplacé son oncle dans la chaire de professeur à l'École royale vétérinaire d'Alfort, et d'une *Notice historique* sur *Gilbert*, par M. le baron *Cuvier*, secrétaire perpétuel de l'Académie royale des sciences de l'Institut de France (1).

---

(1) Les ouvrages indiqués dans ce rapport se trouvent

II. *Correspondans.*

Outre les ouvrages imprimés de quelques-uns de MM. les correspondans, que nous venons de faire connaître, deux ont amplement payé leur tribut à la Société par l'envoi d'observations et de mémoires manuscrits.

M. *Rodet*, que nous avons déjà nommé, a remis six Mémoires : sur le traitement de la fourbure; sur un cas d'hémoptysie observée dans une jument, et dont il a triomphé par les saignées, les boissons froides acidulées, les lavemens d'eau froide et la diète; sur deux péripneumonies aiguës, avec symptômes de croup, qui ont cédé aux saignées abondantes et aux autres moyens antiphlogistiques; sur l'épizootie qui a régné sur les chevaux en 1825, la maladie a été bénigne, et M. *Rodet* n'a point perdu d'animaux; sur le traitement de la gourme par la méthode antiphlogistique; le Mémoire, qui est fort étendu, contient vingt-deux observations, dont l'issue a été constamment heureuse; enfin, deux rapports

---

chez Madame *Huzard* (née *Vallat la Chapelle*), imprimeur-libraire de la Société, rue de l'Éperon, n°. 7.

de police médicale sur des cas de rage. L'auteur observe avec prudence que les faits qui ont donné lieu à ces rapports sont plus ou moins incomplets, soit parce qu'il n'a été appelé qu'après la mort de l'un des animaux soupçonnés affectés de la rage, soit parce qu'il n'a pu faire l'ouverture de l'autre.

M. *Cros*, vétérinaire à Milau, a adressé une suite d'observations sur la péripneumonie ; sur deux pleurésies vertigineuses, dont l'issue a été mortelle ; sur la guérison de fortes molettes dans une jument de cinq ans, par l'ouverture avec l'instrument tranchant et l'emploi des résolutifs ; la jument fut en état de travailler au bout d'un mois ; sur l'ouverture de l'articulation du genou à sa partie antérieure, à la suite d'une chute sur le gravier, avec épanchement de synovie et déchirement des fibres tendineuses et de la membrane articulaire, également guérie en moins d'un mois par l'emploi des défensifs et des résolutifs.

III. *Mémoires et Observations.*

1. Depuis plus de dix ans, M. *Gaullet*, vétérinaire à Bar-sur-Aube, département de l'Aube, entretient une correspondance assidue

avec la Société, qui a souvent distingué et encouragé ses travaux. En 1816 et 1819, elle en a fait une mention honorable; en 1818, elle lui a décerné une grande médaille d'argent; en 1822, elle lui a accordé la médaille d'or à l'effigie d'*Olivier de Serres*, et en 1823 elle lui a accordé un exemplaire du *Théâtre d'Agriculture, d'Olivier de Serres*, de l'édition publiée par elle; il a continué sa correspondance pour cette année par un Mémoire sur les maladies qui ont régné en 1825 sur les chevaux de son arrondissement, qui a été remis par M. le préfet du département.

Les travaux des charrois ont été doublés en 1825 pour le transport des bois nouvellement coupés dans les environs de Bar-sur-Aube; les arrêts de transpiration ont été fréquens, et l'on sait que les fourrages en général avaient été mal récoltés en 1824. M. *Gaillet* a eu à traiter des catarrhes aigus de la tête et de la poitrine, des gastrites et des entérites, des indigestions, le vertige abdominal, des fluxions périodiques, la courbature, la fourbure, le farcin, et sur-tout l'épizootie qui a régné par toute la France sur les chevaux; parmi les causes principales, il insiste sur les fourrages mal récoltés, parce qu'il a eu occasion d'observer que les propriétaires qui ont soigné leurs récoltes ont éprouvé moins de maladies; il cite entre autres M. *Armand*, maître de poste de Bar-sur-Aube, et correspondant du Conseil royal d'Agriculture, qui occupait soixante chevaux très-activement à différentes entreprises, outre son service habituel de la poste; qui, ayant récolté en 1824 des trèfles mouillés, a eu très-grand soin de ne les faire donner à ses animaux qu'après avoir été bien débarrassés de la poussière, mélangés avec de bons fourrages et aspergé d'eau salée: tous les ont appétés avec plaisir, et il répète que les propriétaires qui ont suivi cette marche ont eu moins d'animaux malades que les autres. M. *Gaullet* a été secondé dans ses opérations par le sieur *Coulon*, maréchal à Dieuville, praticien prudent et soigneux, et par MM. les maires des communes, qui se plaisent, ainsi que M. le sous-préfet de l'arrondissement, à rendre justice au zèle que montre habituellement ce vétérinaire dans l'exercice de sa profession.

La persévérance utile de M. *Gaullet* doit être récompensée, et la Société, en le nommant son correspondant pour le département de l'Aube, espère qu'il continuera à justifier son choix.

2. M. *Taiche*, vétérinaire à Rouy, département de la Nièvre, a envoyé un Mémoire sur

la rage dans les bètes bovines : les observations sont fort importantes ; elles contiennent une description détaillée des symptômes ; à cette époque, M. *Taiche* n'avait pas encore connaissance des lysses ou pustules rabiques de M. *Marochetti*, et il n'a fait aucune recherche à ce sujet ; il observe cependant qu'on n'a rien remarqué dans la bouche des animaux en leur faisant l'amputation des barbillons, opération conseillée par les empiriques, et que le bouvier qui mit la main dans la bouche d'un bouvillon, pour prendre la langue et l'examiner, n'y vit rien de particulier. L'emploi du lait de quelques vaches mordues avait donné de vives inquiétudes à ceux qui en avaient fait usage ; M. *Taiche* les a tranquillisés, et avec du temps et de la patience, les craintes ont disparu ; elles étaient telles, que tous les domestiques fuyaient un de leurs camarades, parce qu'il avait attaché une corde à la tête d'une vache malade ; le découragement était général. M. *Taiche* désirerait qu'une instruction populaire fît connaître aux propriétaires ce qu'ils ont à craindre, à éviter et à faire dans ces cas, de manière que la peur ne vînt pas ajouter au mal, comme cela n'arrive que trop souvent. La plupart des instructions publiées jusqu'à présent sur cette maladie sont plus médicales qu'hygiéniques et morales ; il croit qu'il serait de la sollicitude du Gouvernement d'en faire rédiger une dans ce sens, et propre à faire disparaître les craintes souvent trop généralement mal fondées des habitans des campagnes.

Une seconde observation envoyée par M. *Taiche* est relative à une indigestion accompagnée de météorisation, dans laquelle la ponction fut insuffisante; il fallut recourir à l'extraction des alimens de la panse, en agrandissant l'ouverture et au moyen d'une cuiller recourbée; on en retira plus d'un seau en deux jours; la bête fut peu malade, et par des breuvages et des lotions fortifiantes, elle guérit promptement; les alimens sortirent pendant quelques jours par l'ouverture externe, et tout fut parfaitement cicatrisé au bout d'un mois.

3. M. *Dehan*, vétérinaire à Lunéville, secrétaire-adjoint de la Société d'Agriculture de l'arrondissement, et ancien répétiteur à l'École royale vétérinaire d'Alfort, dont la Société a déjà encourage les travaux en 1822, lui a adressé cette année une suite de six nouvelles observations, parmi lesquelles nous croyons devoir distinguer plus particulièrement, 1°. l'histoire d'une gastro-entérite qui règne depuis 1817 sur

les chevaux, les bœufs et les moutons d'un cultivateur des environs de Lunéville, et qui fait périr assez promptement les animaux qui en sont affectés. Cette maladie est bien décrite : M. *Dehan* l'attribue à l'usage habituel du foin, dans lequel se trouve une assez grande quantité de renoncule âcre (*ranunculus acris*, L.). Ce qui le porte à insister sur cette cause, c'est que les animaux de plusieurs autres cultivateurs, voisins de celui qui éprouve la maladie, et dont les prairies sont plus élevées, plus sèches et mieux soignées, n'en sont point affectés. Le propriétaire est persuadé qu'elle est due à quelque cause surnaturelle, à un sort; et, comme ce n'est encore que trop fréquent dans les campagnes, des charlatans et des fripons ont grand soin d'entretenir sa crédulité à cet égard, ce qui l'empêche de prendre les seules mesures vraiment efficaces qui lui ont été vainement conseillées ; 2°. l'histoire d'un tétanos, dans un cheval de neuf ans, guéri par d'abondantes saignées, des boissons adoucissantes et une diète sévère ; 3°. quelques observations sur l'épizootie gastro-entérite qui a affecté généralement les chevaux en Europe l'année dernière, qui s'est montrée à Lunéville depuis le mois de mars jusqu'à la fin de novembre, et qui n'a pas épargné les chevaux du camp qui s'y est tenu cette année. M. *Dehan* a plus particulièrement porté son attention sur les concrétions lymphatiques intestinales, suites de l'entérite, et sur celles qui existaient dans les cavités du cœur, et que l'on reconnaissait à l'ouverture des animaux morts; la maladie, au surplus, n'a pas été plus meurtrière dans cette partie de la France que dans les autres, et ce qui a pu contribuer à la rendre moins désastreuse encore, c'est la bonne qualité des fourrages de 1824 dans ce pays.

Une partie des observations de M. *Dehan* a déjà été imprimée dans le *Recueil de médecine vétérinaire*, tome II, page 213; il en a ajouté de nouvelles aux premières; elles sont généralement intéressantes et bien présentées.

4. M. *Fauvet*, que nous avons déjà cité à l'article des ouvrages imprimés, a adressé cette année des réflexions sur la pousse, et des observations sur la castration, pour faire suite à celles qu'il avait précédemment envoyées à la Société; l'histoire d'une colique suivie de la mort, dans une jument poulinière, à l'ouverture de laquelle on trouva une hernie intestinale mésentérique considérable; la description de quelques méthodes propres à abattre et à fixer les bêtes à cornes; il a aussi donné

l'indication d'une nouvelle manière, en usage dans le pays, de maintenir l'utérus et d'en empêcher la chute après le vêlage ; la description d'un instrument pour vider le rumen, et qu'il nomme *speculum gastri ;* celle d'un coupe-queue en forme de hache, dont la lame est dirigée par un ressort : ces descriptions sont accompagnées de dessins à la plume très-bien faits. M. *Fauvet* a déjà adressé à la Société la description et les dessins de quelques autres machines, sur lesquelles il lui a été fait des rapports particuliers ; l'un de ces rapports, par MM. *Molard* et *Bosc*, sur une presse propre à l'extraction du miel, a été imprimé par arrêté de la Société, dans les *Annales de l'Agriculture* (1).

5. M. *Prévost*, vétérinaire, membre de la classe d'Agriculture de la Société des arts de la république et canton de Genève, a adressé à la Société trois observations sur des engorgemens des ganglions lymphatiques du cou (bronchocèle) dans de jeunes chiens, qui ont cédé à des frictions d'onguent d'hydriodate de potasse et à des lotions de solution de ce même sel dans l'eau ; une observation sur la réunion, par pre-

(1) Tome XXIV, deuxième série, page 129 et suivantes, avec une planche.

mière intention, d'un lambeau de peau détaché par accident de dessous le ventre d'un cheval de selle; le lambeau avait environ cinquante-cinq centimètres (vingt pouces) de longueur, sur vingt-deux centimètres (huit pouces) dans sa plus grande largeur, et huit centimètres (trois pouces) seulement à sa partie postérieure près et en avant du fourreau, seul endroit où il était encore adhérent; l'animal fut en état de travailler au bout de quinze jours, et il est très-douteux que la plaie qui aurait suivi l'amputation de ce lambeau eût été fermée en aussi peu de temps. M. *Prévost* n'a employé pour tout pansement d'abord que du vin tiède, ensuite de l'eau aiguisée d'une petite quantité d'eau-de-vie, et un bandage contentif; déjà il a eu occasion de s'occuper des greffes animales, elles n'ont pas toutes été aussi satisfaisantes; il continuera ses observations et il en communiquera le résultat à la Société; enfin, cinq observations sur l'esquinancie aiguë, pour le traitement de laquelle M. *Prévost* a fait usage avec succès des saignées et de l'application, sous la gorge et à la partie supérieure de la trachée-artère, d'un cataplasme dérivatif composé de parties égales de farine de graine de lin et de graine de moutarde fraîche; ce moyen, employé avant que la difficulté de respirer et d'avaler fût devenue extrême, l'a très-vraisemblablement empêché d'avoir recours à la trachéotomie et à l'œsophagotomie.

Les observations de M. *Prévost* sont écrites avec soin et méthode ; elles annoncent un vétérinaire instruit, et la Société croit devoir en faire une mention honorable ; elle espère que l'auteur continuera à lui faire part des observations que sa pratique le mettra à portée de recueillir.

6. M. *Riss*, vétérinaire à Saint-Mihel, département de la Meuse, que la Société a distingué l'année dernière en lui adjugeant une grande médaille d'argent, lui a envoyé, cette année, 1°. des observations pathologiques sur des tumeurs osseuses (*exostoses*) très-multipliées et terminées par une morve aiguë qui a nécessité le sacrifice du cheval ; 2°. l'histoire de la carie d'une dent molaire, qui avait donné lieu à une ouverture pénétrant dans les sinus supérieurs, par laquelle les alimens passaient et ressortaient par la narine, en même temps qu'à des accidens qui simulaient la morve, dont le cheval avait été jugé atteint, contre l'avis de M. *Riss*, qui avait bien reconnu le caractère de la maladie en explorant avec attention l'inté-

rieur de la bouche; il a adressé à la Société les pièces osseuses de ces observations bien détaillées; elles présentent de l'intérêt par la manière dont elles ont été suivies, la première pendant à-peu-près toute la durée de la vie du cheval, et la seconde pendant quatre ans et demi; elles prouvent aussi la nécessité des recherches pathologiques dans plusieurs maladies de la tête ou des mâchoires, dont les symptômes simulent la morve et en imposent souvent aux observateurs peu attentifs.

7. M. *Vignolle* fils, vétérinaire à Exideuil, département de la Dordogne, ancien répétiteur à l'École royale vétérinaire de Lyon, a envoyé un précis des observations qu'il a recueillies sur les maladies qui attaquent le plus généralement les animaux domestiques dans son département, et principalement les ruminans. Il commence par un aperçu topographique des pays où règnent les maladies et des causes générales qui ont pu les faire naître; ce sont principalement les eaux crues et froides bues après le travail, les arrêts de transpiration, et surtout le traitement incendiaire employé par les maréchaux pour toutes les maladies; celles dont il s'occupe plus particulièrement sont: la gastrite, dont il a toujours arrêté les progrès par

les saignées et les mucilagineux; l'indigestion putride qu'il a guérie par la tisane d'oseille, le quinquina ou la gentiane en lavage, et les lavemens aromatiques, aiguisés d'eau-de-vie camphrée. Sur quatre cents bœufs affectés de ces deux maladies, il n'en a perdu que huit; les indigestions simples et compliquées de météorisation, pour laquelle il a eu quelquefois recours à la ponction de la panse avec succès; la dysenterie, qu'il a guérie par l'emploi des lavemens émolliens, des rafraîchissans, des mucilagineux, et sur-tout par les boissons de lait tiède, dans lequel il délayait de la farine de seigle; la maladie ne durait pas plus de quinze à vingt jours. Les observations nombreuses de M. *Vignolle* annoncent de l'exactitude et du zèle; quelques-unes présentent de l'intérêt pour l'avancement de la science, mais elles sont en général rédigées d'une manière trop succincte et laissent quelquefois beaucoup à désirer dans les développemens, que la Société invite généralement MM. les vétérinaires à ne pas négliger.

8. M. *J.-B. Durand*, vétérinaire en chef dans le sixième régiment de hussards, et élève de l'École royale vétérinaire de Lyon, a adressé des observations sur la fièvre inflammatoire qui a affecté les chevaux de ce régiment, en garnison à Ha-

guenau, département du Bas-Rhin, pendant les quatre premiers mois de l'année 1821. Ce mémoire, quoique précis, est rédigé avec méthode ; les symptômes de la maladie sont bien décrits ; les causes principales recherchées avec soin et trouvées dans la mauvaise qualité des fourrages ; le traîtement approprié ; l'auteur laisse à désirer sur les observations faites à l'ouverture des cadavres, qu'il a trop généralisées : trois cent quinze animaux ont été affectés de la maladie ; trente seulement sont morts, c'est un peu moins de dix sur cent. Ces observations ont été insérées dans le *Recueil de médecine vétérinaire*, tome II, page 397.

9. M. *Félix Perrault*, maréchal à Épieds, canton de Meung, département du Loiret, a adressé, 1°. un mémoire sur une maladie qui a affecté les bêtes à cornes de Hautinville, de Baugency, d'Épieds et des environs, en 1823 et 1824, qu'il a regardée comme charbonneuse, à cause de la quantité de tumeurs qui se formaient sur la peau des animaux, et que d'autres regardaient, avec plus de raison, ainsi que cela paraît résulter des détails même donnés par M. *Perrault*, comme des tumeurs vermineuses occasionnées par la présence de la larve de l'œstre sous la peau, tumeurs qui étaient tel-

lement multipliées dans quelques animaux, qu'elles occasionnaient la fièvre, l'inflammation et la mort; on les appelle *tannes* dans le pays (1); ce qui le portait à croire que la maladie était charbonneuse, c'est que les porcs ont été affectés en même temps de la soie, et les poules d'une affection charbonneuse à la tête; 2°. un second mémoire sur la maladie épizootique qui a affecté les chevaux pendant une partie de cette année, et qu'il a eu occasion de voir dans plusieurs communes; il a observé que les saignées faites trop tard entraînaient assez souvent la perte des animaux, et que les sétons donnaient promptement lieu à une dégénérescence gangréneuse.

Les mémoires de M. *Perrault* sont d'un homme zélé et intelligent, mais qui n'a point fait d'études médicales propres à diriger ses idées dans la rédaction de ses observations; il l'avoue de bonne foi, et se propose de venir puiser dans l'une de nos Écoles vétérinaires les connaissances qui lui manquent encore.

10. M. *Dumaine*, vétérinaire à Romorantin, département de Loir-et-Cher, a adressé à la

(1) Ce nom populaire prouve bien encore qu'on les regarde comme le résultat de la piqûre du taon, que le vulgaire confond avec l'œstre.

Société, cette année, six mémoires : plusieurs sont étrangers à l'objet du concours; trois seulement y ont rapport; dans le premier, l'auteur recherche les moyens d'améliorer les races d'animaux domestiques dans la Sologne, et les mesures qu'il indique n'ont pas toujours paru aux Commissaires propres à remplir ce but ; les autres, intitulés *Suite d'observations de médecine vétérinaire*, contiennent quelques renseignemens sur les maladies charbonneuses, et quelques faits de pratique, parmi lesquels on remarque une indigestion vertigineuse, suivie de la mort; on trouva à l'ouverture de l'animal l'estomac et les intestins distendus par une masse énorme d'alimens et de terre, pesant plus de cinquante kilogrammes (cent livres), dans laquelle on reconnut une grande quantité de blé noir, sarrasin (*polygonum fagopyrum*, L.), entier, et qui paraissait n'avoir subi aucune altération.

M. *Dumaine* a beaucoup de zèle, dont on doit lui tenir compte; mais les Commissaires de la Société ne peuvent que lui rappeler les observations qu'ils ont faites sur ses mémoires dans les rapports des années précédentes, et l'inviter à les mettre à profit pour l'intérêt de la science.

12. M. *Sempastous,* vétérinaire au dépôt royal d'étalons d'Aurillac, département du Cantal, a

envoyé, 1°. un mémoire sur une maladie semblable à celle qui a affecté un si grand nombre de chevaux l'année dernière, qui s'est montrée sur les poulains et sur quelques chevaux entiers et jumens du dépôt d'Aurillac, en janvier, février et mars 1825; les symptômes et le traitement ont été les mêmes que par-tout, et le dernier a également réussi. Ce mémoire est bien présenté; M. *Sempastous* n'a point perdu d'animaux; il confirme ce que nous savons sur cette maladie.

2°. L'auteur a aussi adressé la copie d'un rapport qu'il a fait à M. le préfet du département, sur une maladie qui a affecté cinq chevaux et un baudet de la commune de Maurs, en juin suivant, et qui, d'après les symptômes décrits par M. *Sempastous*, est la même que celle dont nous venons de parler; elle a cédé aux moyens indiqués pour celle-ci; le baudet seul a péri par suite de l'application de pointes de feu par le maréchal du lieu sur l'engorgement du fourreau, et qui ont occasionné une inflammation à laquelle l'animal a succombé : il est fâcheux que l'ouverture n'en ait point été faite. M. *Sempastous* croit que les testicules avaient été atteints par les pointes de feu. Il paraît aussi que quelques bœufs et vaches ont été affectés de la même maladie ; le rapport laisse à désirer à cet égard, et quelques développemens auraient pu jeter un jour utile sur la cause du mal, qui n'aurait pas été introduit, comme paraît le croire l'auteur, par des chevaux achetés aux foires environnantes.

3°. Enfin, l'histoire d'une claudication, suivie de l'atrophie du membre postérieur qui en était le siége, et de maigreur générale de l'animal ; cette claudication paraissait être due à un effort de l'articulation fémoro-coxale longtemps méconnue, et qui a cédé complétement à l'usage des douches émollientes chaudes et des frictions sur le membre malade ; l'animal était parfaitement rétabli au bout de sept mois.

13. M. *Etienne Marrel*, ancien répétiteur à l'École royale vétérinaire de Lyon, ex-vétérinaire en chef du régiment des carabiniers de Monsieur, et vétérinaire à Valréas, département de Vaucluse, a fait parvenir à la Société cinq mémoires : 1°. Observations sur un furoncle ou javart tendineux dans un mulet, compliqué de l'ouverture de l'articulation, de la carie de l'os, de la gangrène et de fistules ; tous ces accidens ont cédé aux saignées, aux émolliens, à la décoction de quinquina, et l'engorgement qui a suivi la guérison a disparu par l'application du

feu ; 2°. Ablation d'une tumeur carcinomateuse de la grosseur d'une boule à jouer aux quilles, située à la partie supérieure et antérieure du sternum, dans un mulet ; l'application des substances grasses, des cataplasmes émolliens, des sétons et des onguens suppuratifs, que le maréchal avait successivement mis en usage dans l'espérance d'en opérer la fonte par la suppuration, en avait, au contraire, accéléré le développement : les sétons avaient excité beaucoup d'irritation : la respiration était gênée, et l'animal cornait pendant l'exercice ; la circulation dans les jugulaires se faisait par ondulations précipitées très-apparentes à l'extérieur ; la conjonctive, les muqueuses nasale et buccale étaient rouges, le pouls était accéléré ; l'animal avait néanmoins conservé son appétit, quoique paraissant gêné dans la déglutition. La tumeur était très-dure et criait sous le tranchant de la lame du bistouri ; elle était enclavée entre les deux jugulaires, comprimait la trachée-artère et avait forcé l'œsophage à se dévier plus à gauche que dans l'état naturel ; un noyau purulent, du volume d'une noisette, était à son centre ; il n'y eut qu'une légère hémorrhagie, et M. *Marrel* n'eut pas besoin de recourir aux ligatures ; le traitement fut simple : des plumasseaux imbibés d'eau légèrement alcoolisée maintenus par un appareil convenable, la saignée, la diète blanche, les lavemens et quelques boissons calmantes suffirent; la suppuration fut abondante les premiers jours; le seizième, la cicatrisation marchait à grands pas, et le mulet fut bientôt remis à son travail habituel; 3°. Sur l'épizootie de l'année 1825 : on croit généralement qu'elle a été apportée dans le pays les premiers jours d'avril par des voituriers venant de Lyon; cependant M. *Marrel* ne se prononce point pour la contagion ; il a vu un grand nombre d'animaux travaillant et vivant au milieu de ceux affectés conserver leur état de santé; dans des communes renfermant deux à trois cents bêtes, la moitié, le tiers, quelquefois quatre ou cinq seulement l'ont éprouvée, quoique la maladie se soit montrée dans toutes les communes. Quatre cent quatre-vingt-sept animaux ont été malades, quatre cent cinquante-cinq sont guéris, et trente-deux sont morts ; elle paraît avoir été plus active et plus meurtrière sur les mulets que sur les chevaux : on a trouvé, à l'ouverture des cadavres de treize animaux, des phlyctènes et des ulcérations plus ou moins profondes et étendues à la base de la langue et dans l'arrière-bouche; dans d'autres, les symptômes de la péripneumonie, de la phrénite, de l'épiploïte, de la gastro-entérite; dans quelques-uns, elle s'est montrée comme une néphrite aiguë; le régime délayant, tempérant, les saignées répétées dès l'invasion du mal; les sétons, dont la suppuration était quelquefois très-lente à s'établir, et les toniques sur la fin, sont les moyens qui ont le mieux réussi à M. *Marrel;* en général, la convalescence a été longue; 4°. Observation sur une plaie contuse, avec perte de substance au tiers supérieur et latéral droit de l'encolure d'un cheval de selle de quatre ans, résultat des morsures d'un autre cheval; la plaie pénétrait jusqu'à la deuxième vertèbre cervicale, dont deux esquilles tendaient à se séparer, il y avait mâchonnement des muscles et de l'expansion du ligament cervical, dont plusieurs paquets de fibres étaient déchirés et pendans; la diète, la saignée, les tempérans, les lotions aromatiques sur la plaie et les environs; des étoupes imbibées d'eau alcoolisée, maintenues avec un appareil convenable, firent disparaître la fièvre et les autres accidens; la suppuration fut abondante et entraîna plusieurs petites esquilles; au bout d'un mois, il ne restait plus qu'une plaie fistuleuse, qui paraissait devoir donner issue à une nouvelle esquille; le cheval fut remis au travail; un mois après, la fistule était engorgée dans ses environs; M. *Marrel* la dilata assez pour faciliter l'issue de la portion supérieure et postérieure de la deuxième vertèbre, avec son apophyse oblique latérale droite; la partie inférieure de cette pièce, assez considérable, faisait partie du canal rachidien; elle était noire et d'une odeur insupportable, les bords de l'apophyse avaient fourni les premières esquilles détachées; le pansement fut le même, et un mois après, le troisième de l'origine de l'accident, tout était cicatrisé. Cette observation présente d'autant plus d'intérêt, que, pendant toute la durée de la maladie et malgré le travail auquel le cheval a été soumis avant la chute de la grande portion de la vertèbre, il ne s'est montré aucun accident nerveux; 5°. Observation sur une courbature violente dans un mulet, à la suite d'une chute. Un mulet de cinq ans, attelé à un traîneau chargé de quatre à cinq quintaux métriques de bois, fut précipité, en descendant une montagne rapide, dans un précipice de quatorze à quinze mètres (quarante à quarante-cinq pieds) environ de profondeur; on le croyait tué, on le trouva debout et cherchant à manger, mais ne pouvant en aucune manière se servir de l'extrémité postérieure droite, qu'il trainait, et le corps couvert de plaies contuses, occasionnées par sa chute sur les rochers ; on le retira avec beaucoup de difficultés, en brisant les rochers et en comblant les trous pour lui faire un passage ; on attacha une corde au bourlet de l'extrémité, et un homme la souleva jusqu'à l'arrivée chez le propriétaire ; il y avait aux reins et à l'extrémité, douleur, chaleur, tension, engorgement, qui s'étendaient au scrotum, et une grande sensibilité au testicule de ce côté. La diète, les saignées à la jugulaire, et à la saphène de l'extrémité malade, les tempérans, en boissons, les lavemens acidulés, les fomentations, les douches; les cataplasmes émolliens sur le scrotum, sur les reins et sur l'extrémité malade, parurent calmer les symptômes; mais tous ceux d'une forte inflammation de la poitrine ne tardèrent pas à se manifester; les saignées répétées, les fumigations adoucissantes, les vésicatoires sur les côtés de la poitrine, des sétons aux fesses, les firent bientôt disparaître ; le traitement fut terminé par des frictions sèches et d'eau-de-vie camphrée sur les reins et sur l'extrémité malade ; et par l'application d'un céroène de poix et de sang-dragon sur les reins, l'animal fut remis à son travail habituel avant le troisième mois.

14. M. *Bruché*, vétérinaire à Vitry-le Français, département de la Marne, a adressé plusieurs observations sur des tumeurs et des plaies synoviales, guéries par l'application du cautère actuel, telles que des molettes, des vessigons, et d'autres, qu'il a eu occasion d'observer à la face externe et inférieure de l'avant-bras, près l'articulation du genou, et qu'il n'a encore vu décrites nulle part, ainsi que l'ouverture de quelques articulations et des gaînes des tendons par des accidens. Il pénètre jusqu'au centre de la tumeur avec le cautère, et lorsqu'elle est considérable, il la circonscrit de pointes de feu ; la synovie s'écoule, l'engorgement en arrête l'écoulement; lorsque l'escarre est tombée, il panse avec la teinture d'aloès et les étoupes sèches ; tous les autres topiques irritans, fortifians, employés seuls, ne sont que des palliatifs auxquels on est obligé de revenir souvent, qui font perdre du temps, et dont les résultats sont toujours incertains ; tandis que la cautérisation guérit plus certainement, plus promptement et plus économiquement ; l'assurance de M. *Bruché* dans ce moyen entraîne la conviction.

Une jument de douze à treize ans était boulelée du pied antérieur droit, de manière à ce qu'elle n'avait plus d'appui sur le sol que par la pince, et il était question de la tuer, ce à quoi le propriétaire refusait de se décider, parce qu'elle portait un poulain : M. *Bruché* proposa de lui couper la corde tendineuse ; il en fit la section, en évitant les vaisseaux et les nerfs latéraux ; immédiatement après l'opération, la jument relevée marchait sur le talon, au lieu d'appuyer sur la pince; un appareil simple d'étoupes imbibées d'eau légèrement alcoolisée, et un plumasseau placé entre les deux bouts tendineux, suffirent ; à la levée de l'appareil, la synovie coulait abondamment; huit jours après, l'espace inter-tendineux était régénéré, mais l'écoulement synovial continuait. Deux applications du feu occasionnèrent un engorgement qui fit cesser l'épanchement de la synovie; après la chute des escarres, il ne resta plus qu'une plaie simple, qui fut couverte d'étoupes sèches coupées très-fines ; au bout d'un mois, le feu fut appliqué sur toute l'extrémité, depuis le genou jusqu'au sabot. Deux mois et demi après l'opération, la jument travailla au labour ; elle donna son poulain, qui fut vendu cent vingt francs à trois mois; elle rentra ensuite dans le service de la messagerie de Vitry à Saint-Dizier, qu'elle a continué pendant quatre ans : elle fut vendue alors à un cultivateur, chez lequel elle est encore. C'est le propriétaire lui-même qui donne une partie de ces détails.

Les observations de MM. *Sempastous*, *Marrel* et *Bruché* présentent de l'intérêt, mais la plupart manquent de détails et de développemens importans pour la pratique, qui ne permettent pas de les apprécier ce qu'elles vaudraient, et que la Société les invite à ne pas négliger.

Résumé.

La Société, après avoir entendu le rapport de ses Commissaires, arrête :

1°. Que le titre de son Correspondant sera accordé à M. Gaullet, vétérinaire à Bar-sur-Aube, département de l'Aube ;

2°. Qu'il sera décerné à M. Taiche, vétérinaire à Rouy, département de la Nièvre, une Médaille d'or à l'effigie d'*Olivier de Serres* ;

3°. A M. Dehan, vétérinaire à Lunéville, département de la Meurthe, secrétaire-adjoint de la Société d'Agriculture de l'arrondissement, une grande Médaille d'argent ;

4°. A M. Fauvet, vétérinaire à Sorésina, dans le royaume lombardo-vénitien, un exemplaire du *Théâtre d'Agriculture d'Olivier de Serres*, de l'édition publiée par la Société, en deux volumes in-4°. ;

5°. Qu'il sera fait une mention honorable des mémoires et des observations de MM. Prévost, vétérinaire, membre de la Classe d'Agriculture de la Société des Arts de la république et canton de Genève ; Riss, vétérinaire à Saint-Mihel, département de la Meuse ; Vignolle fils, vétérinaire à Exideuil, département de la Dordogne ; Durand, vétérinaire en chef dans le sixième régiment de hussards ;

6°. Que MM. les vétérinaires seront invités à continuer leur utile correspondance et à donner à leurs observations, dans l'intérêt de la science, tous les développemens nécessaires pour les apprécier, et mettre la Société à portée de les récompenser convenablement dans les concours des années prochaines.

RAPPORT

Sur le Concours pour les meilleurs Mémoires sur la Cécité ou la perte de la vue, dans les chevaux; sur les causes qui peuvent y donner lieu dans les diverses localités; sur les moyens de les prévenir et d'y remédier. Commissaires, MM. Tessier, Girard, Huzard *fils, et* Huzard *père, rapporteur.*

Il y a dix-huit ans que la Société a proposé ce prix pour la première fois, et déjà elle a eu occasion de signaler et d'encourager les auteurs de bons mémoires, et de bons ouvrages imprimés; mais aucun, jusqu'à présent, n'a rempli complétement les vues de la Société, d'après les détails contenus dans les programmes qui ont été successivement publiés (1); la maladie ne lui ayant

(1) Voyez *Mémoires de la Société*, tome XI, page xcvij; tome XIII, page 82; tome XV, page 76; Année 1822, tome I, pages 66 et 436; Année 1823, pages 110 et 317; et les Rapports publiés annuellement pour chacune de ces années.

pas paru avoir été examinée sous tous ses rapports, et les conséquences désastreuses que ses suites entraînent pour l'amélioration et la conservation de quelques-unes de nos races de chevaux étant évidemment reconnues, elle a jugé convenable de proroger plusieurs fois le concours et de porter successivement ce prix à quinze cents francs, dont Son Excellence le Ministre de l'intérieur a bien voulu faire les fonds.

La Société a reçu huit mémoires, cette année, pour ce Concours ; ils lui ont été adressés par MM. *Félix Perrault*, maréchal à Épieds, canton de Meung, département du Loiret ; *J.-B.-M. Durand*, vétérinaire en chef du sixième régiment de hussards, à Valenciennes, département du Nord ; *J.-B.-C. Rodet*, vétérinaire en chef des hussards de la Garde Royale et correspondant de la Société ; *U. Leblanc*, aujourd'hui vétérinaire à Paris, qui a publié un ouvrage sur les maladies des yeux, que la Société a cru devoir distinguer en 1823, en décernant à l'auteur une médaille d'or ; *Antoine Riss*, vétérinaire à Saint-Mihel, département de la Meuse ; *Sempastous*, vétérinaire au Dépôt royal d'étalons d'Aurillac, département du Cantal ; *A. Marrimpoey*, vétérinaire à Nay, département des Basses-

Pyrénées, et *François Dard*, propriétaire à Sennecey-le-Grand, département de Saône-et-Loire.

Plusieurs de ces auteurs sont déjà cités dans le rapport sur les observations de médecine vétérinaire pratique, et nous nous empressons de louer leur zèle ; quelques mémoires sont écrits avec ordre et méthode ; les affections qui donnent ordinairement lieu à la Cécité y sont bien décrites et le traitement bien indiqué ; mais il n'en est pas de ces affections comme de la plupart des autres maladies : il ne suffit pas de guérir, il faut remonter plus haut et rechercher les causes dont la destruction doit entraîner la disparition de la Cécité. Aucun mémoire n'a encore rempli, cette année, les conditions des programmes, que les auteurs paraissent n'avoir pas suffisamment médités ; presque tous ont considéré la maladie sous le rapport médical seulement, et un petit nombre a rapporté quelques observations isolées ; la Société, en séparant ce Concours de celui des Mémoires ou observations de médecine vétérinaire, avait cru donner l'idée de la différence qu'elle mettait entre eux. Les programmes insistent sur-tout sur la nécessité de rechercher et d'étudier les causes locales et prédisposantes, de rassembler une suite de faits et d'observations hygiéniques et médicales, qui, multipliées sur plusieurs points et dans des lieux différens, pendant plusieurs années, finiraient par donner des résultats positifs, d'après lesquels il serait possible d'asseoir des moyens certains de préservation. Ce travail n'est pas seulement celui des vétérinaires, il est aussi celui des propriétaires et des agronomes éclairés, souvent bien plus à portée que les premiers d'étudier, d'observer et de juger de l'influence de ces causes.

Dans le nombre des mémoires qui ont été adressés, cette année, à la Société, pour ce Concours, les Commissaires ont remarqué cependant plus particulièrement ceux de MM. *Marrimpoey* et *Dard* : le premier a recueilli, dans les Basses-Pyrénées et dans la Navarre, quelques observations qui ne paraissent pas laisser de doutes sur l'hérédité de cette affection, et qui sont étrangères aux localités; tous deux ont constaté l'influence de ces dernières par plusieurs observations, dont les résultats paraissent également positifs, mais qui ne sont encore ni assez multipliées ni assez circonstanciées, et qui ont besoin d'être corroborées par d'autres, faites en France ou ailleurs, sur des points aussi distans, et aussi disparates, que le sont les Pyrénées et les bords de la Saône.

La Société croit devoir décerner à MM. *Marrimpoey* et *Dard*, auteurs de ces deux mémoires, une grande médaille d'argent, et proroger le Concours à l'année 1830 : le prix sera toujours de quinze cents francs.

S'il n'est pas possible qu'un seul mémoire remplisse toutes les conditions des programmes, la Société récompensera chacun de ceux qui auront fourni des renseignemens intéressans; elle espère ainsi parvenir à en réunir suffisamment pour remplir son but. La Société recommande à ceux qui s'occuperont de cette question de bien étudier non-seulement les diverses localités où l'on se livre à l'élève des chevaux, mais encore le régime alimentaire et hygiénique qu'on y fait suivre aux jeunes animaux, la nature des travaux auxquels on les soumet, et l'influence que peuvent avoir ces deux grandes causes sur l'affection dont il s'agit, sans négliger de constater ce qui est relatif à l'hérédité, qui peut être étrangère, ou venir coïncider avec les autres causes; elle invite les concurrens à lire le *Chapitre* IX de l'ouvrage de M. *de Royère*, et le *Chapitre* III de celui de M. *Thierry sur l'amélioration des chevaux en Alsace, et sur les moyens de les préserver de la Cécité*, que la Société a signalés et récompensés dans sa séance publique du 6 avril 1823, ainsi que le *Traité des maladies des yeux, par M. Leblanc,* dont nous avons déjà parlé, et les mémoires qu'elle a distingués dans ses précédentes séances sur cette maladie, qui ont été imprimés, soit dans les ***Mémoires de la Société***, que nous avons cités, soit dans les *Annales de l'Agriculture* (1).

---

(1) Tome XXVI, page 341, tome XXVIII, pages 121 et 256.

EXTRAIT

Du Programme des Prix proposés par la Société, dans sa séance publique du 4 avril 1826, sur des objets de Médecine vétérinaire.

§ I.

Pour être décernés en 1827.

1°. Pour des ouvrages, des mémoires et des observations pratique de médecine vétérinaire.

Prix : des Médailles d'or et d'argent, ou des Ouvrages d'Agriculture.

2°. Pour le meilleur mémoire, fondé sur des observations et des expériences suffisantes, à l'effet de déterminer si la maladie connue sous le nom de *crapaud* des bêtes à cornes et à laine est contagieuse.

Prix. . . . . 1000 francs.

Plus, des Médailles d'or et d'argent, ou des Ouvrages d'Agriculture, pour les meilleurs Mémoires qui traiteront, en général ou en particulier, des maladies autres que le *crapaud*, qui affectent le pied de ces animaux.

§ III.

Pour être décernés en 1830.

3°. **Pour les meilleurs mémoires sur la *Cécité* des chevaux et sur les causes qui peuvent y donner lieu dans les diverses localités; sur les moyens de les prévenir et d'y remédier.**

Prix : une somme de 1500 francs, ou des Médailles d'or ou d'argent, selon l'importance des Mémoires.

Conditions de ces divers Concours.

1°. Les observations et mémoires de vétérinaire pratique doivent être adressés à la Société avant le 1er mars de chaque année ; ce terme est de rigueur.

2°. Les mémoires pour les autres Concours doivent être adressés avant le 1er janvier.

3°. Les uns et les autres, ainsi que les pièces et certificats à l'appui, devront lui parvenir francs de port, ou sous le couvert de Son Excellence le Ministre Secrétaire d'État au département de l'intérieur, à l'adresse de M. le Baron *Silvestre*, Secrétaire perpétuel de la Société, rue

Taranne, n°. 12, ou à celle de M. *Huzard*, Inspecteur général des Écoles royales vétérinaires, rue de l'Éperon, n°. 7.

4°. MM. les concurrens pourront mettre leur nom à leurs mémoires; dans le cas où ils ne voudront pas se faire connaître, ils y mettront une sentence ou devise, et y attacheront un billet cacheté qui renfermera la même devise, ainsi que leur nom et leur adresse.

5°. La Société se réserve la faculté d'employer et de publier, en tout ou en partie, les mémoires qui lui auront été envoyés pour ces Concours.

www.ingramcontent.com/pod-product-compliance
Ingram Content Group UK Ltd.
Pitfield, Milton Keynes, MK11 3LW, UK
UKHW022145170726
13837UKWH00004B/1789

9 782329 311647